AF494614

# MÉMOIRE
*SUR LES*
## VERTUS, L'USAGE ET LES EFFETS
*DE*
# LA DOUCE-AMÈRE,
OU
## SOLANUM SCANDENS,
*Dans le traitement de plusieurs Maladies, & sur-tout des Maladies Dartreuses;*

PAR M. CARRÈRE,

*Professeur Royal Émérite en Médecine, Médecin du Garde-Meuble de la Couronne, Censeur Royal, ancien Inspecteur-Général des Eaux Minérales de la Province du Roussillon & du Comté de Foix, de la Société Royale des Sciences de Montpellier, de l'Académie Royale des Sciences de Toulouse, de celle des Curieux de la Nature, de la Société Royale de Médecine.*

LU A LA SOCIÉTÉ ROYALE DE MÉDECINE.



*A PARIS,*

Chez CAILLEAU, Imprimeur-Libraire, rue Saint-Severin.

M. DCC. LXXX.

*AVEC PRIVILÉGE.*

# AVANT-PROPOS.

JE publie le réſultat de mes recherches & de mes obſervations pendant plus de quinze ans ; elles ſont relatives à un remède peu connu & très-peu employé dans la pratique de la Médecine, quoique ſouvent très-efficace dans des cas très-difficiles. Je ne m'attribue point cependant la gloire d'avoir découvert ſes propriétés ; on les avoit indiquées avant moi. J'ai tâché ſeulement de perfectionner la manière de l'adminiſtrer ; j'ai été au moins aſſez heureux pour en pouſſer la doſe beaucoup plus loin qu'on n'avoit jamais oſé le faire, & j'en ai étendu l'uſage à un grand nombre de cas, dans leſquels les reſſources de la Médecine ont été ſouvent très-bornées.

Ce Mémoire a été lû, il y a longtems, à la Société Royale de Médecine (*) ; j'aurois pu y ajouter un grand nombre d'obſervations poſtérieures à la lecture ; mais j'ai cru devoir

(*) Je l'ai lû à cette Compagnie au mois de Septembre 1778 ; j'en ai lû enſuite un Extrait dans la Séance publique du mois d'Août 1779.

le publier tel qu'il étoit lorſque j'en ai fait hommage à une Compagnie, dont j'ai l'honneur d'être Membre; j'y ai ajouté ſeulement quelques Notes, qui contiendront un petit nombre de faits intéreſſans.

Je dois prévenir les Gens de l'Art, qu'ils n'obtiendront peut-être pas d'abord des effets auſſi prompts & auſſi évidens de ce remède, que ceux que j'en éprouve tous les jours. Son adminiſtration exige un coup-d'œil qu'on n'acquiert que par l'expérience; il y a, dans les cas & les ſujets pour leſquels on l'employe, une variété de nuances, qui exige des variations multipliées dans la manière de s'en ſervir; ce n'eſt que par un uſage continué & une obſervation réfléchie & conſtante qu'on peut parvenir à les appercevoir aiſément, & à ſe décider ſur la manière la plus prompte & la plus efficace de l'employer. Je prie, en conſéquence, ceux de mes Confrères qui voudront en faire uſage, de ne point ſe rebuter d'après un premier eſſai; j'oſe leur annoncer des ſuccès aſſurés & conſtans, s'ils veulent en réitérer les épreuves pluſieurs fois.

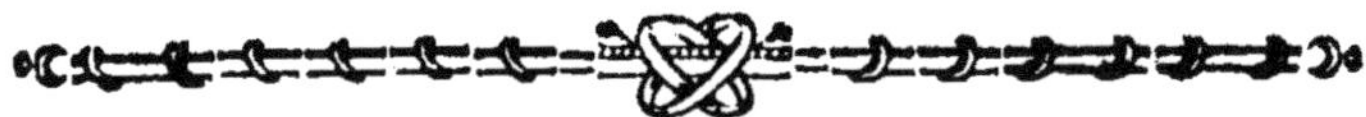

# EXTRAIT DES REGISTRES

## *DE LA*

## SOCIÉTÉ ROYALE DE MÉDECINE.

*LA Société Royale de Médecine nous ayant nommés pour faire la lecture d'un Mémoire, qui lui a été présenté par M. CARRÈRE, un de ses Associés ordinaires*, sur les vertus, l'usage & les effets de LA DOUCE-AMÈRE, dans le traitement de plusieurs Maladies, & sur-tout des Maladies Dartreuses; *nous avons lû attentivement cet Ouvrage.*

*Dans la premiere Partie, l'Auteur rapporte un grand nombre d'observations intéressantes sur les effets de la Douce-amère. Les succès de cette Plante ont été remarqués dans les rhumatismes, dans le lait répandu, dans les ulcères qui dépendent du vice général des fluides, dans l'asthme humide, dans la jaunisse & les obstructions des viscères du bas-ventre, dans les dartres; ce remède a aussi réussi quelquefois pour calmer la violence de quelques symptômes vénériens & pour adoucir les accès de la goutte.*

*Dans la seconde Partie, l'Auteur examine la manière dont cette Plante agit & les crises qu'elle produit ordinairement pour guérir; il donne la manière dont il faut l'employer; il indique les précautions qu'il faut prendre en l'administrant; il rapporte les accidens que ce remède a produits dans certaines circonstances,*

*& les moyens d'y remédier. La manière dont l'Auteur a rempli le plan qu'il s'étoit proposé mérite les éloges de la Société ; quoique plusieurs Auteurs, cités par* M. Carrère, *aient déja indiqué les vertus de la Douce-amère, aucun n'a donné avant lui une suite de faits aussi étendus sur les vertus de cette Plante, sur son action & sur la manière de la donner. Il nous paroît que ce Médecin a porté beaucoup plus loin, que ceux qui ont écrit avant lui, la connoissance des vraies propriétés de cette Plante & des cas où elle convient; nous estimons en conséquence devoir approuver cet Ouvrage, qui sera de la plus grande utilité aux Médecins, en leur donnant un moyen de plus pour détruire des maladies qui sont souvent rébelles aux remèdes les mieux administrés, & nous pensons qu'il peut paroître sous le Privilége de la Compagnie.*

Signés, *GEOFFROY. ANDRY.*

La Société Royale de Médecine ayant entendu la lecture du rapport fait par Mrs. *Geoffroy* & *Andry*, sur un Mémoire de M. CARRÈRE, concernant *les vertus & les effets de LA DOUCE-AMÈRE*, a jugé que ce Mémoire méritoit son Approbation, & d'être imprimé sous le Privilége de cette Compagnie.

*Je certifie que cet Extrait est conforme à l'Original, contenu dans les registres de la Société Royale de Médecine & au jugement de cette Compagnie.*

Signé, *VICQ D'AZYR*,
Sécretaire perpétuel.

Fait AU LOUVRE,
ce 14 Décembre 1779.

# MÉMOIRE

*SUR LES*

VERTUS, L'USAGE ET LES EFFETS

*DE*

# LA DOUCE-AMÈRE,

*OU*

# SOLANUM SCANDENS,

*Dans le traitement de plusieurs Maladies, & surtout des Maladies Dartreuses.*

LA *Douce-amère* a été peu employée jusqu'ici dans l'usage de la Médecine; les Praticiens, assez généralement prévenus qu'elle est un poison, paroissent avoir hésité à en faire usage; ils ne l'ont donnée, pour ainsi dire, qu'en tremblant, & à des doses trop petites pour pouvoir en éprouver des heureux effets. On ne l'a même jamais considérée comme propre à opérer une dépuration de la maſſe du ſang ; c'eſt cependant la principale de ſes vertus, & celle qui doit fixer ſur-tout l'attention des Médecins ; ce n'eſt auſſi que ſous ce point de vue que je m'en occuperai.

*Linné* s'eſt attribué la découverte de cette propriété dans cette Plante (*a*), dans une thèſe qu'il a fait ſoutenir à Upſal par un de ſes Éleves, en 1752 (*b*). Mais ce Botaniſte n'a fait que l'indiquer ; il a ſimplement préſenté enſuite, dans ſa matière médicale, la Douce-amère, comme délayante, dépurative & diurétique ; il n'a fait encore que déſigner quelques-uns des cas où on peut en faire uſage, & ces cas ſe réduiſent aux contuſions, au rhumatiſme, à la jauniſſe, à la pleuréſie & à l'aſthme ; il ne paroît point l'avoir étendu juſqu'aux maladies de la peau, & ſur-tout aux maladies dartreuſes ; il n'a parlé ni de ſon action, ni de ſes effets ; il n'a pas même déterminé la manière de l'employer.

Je ne connois aucun Médecin, qui, ſoit avant, ſoit après *Linné*, ſe ſoit attaché particulièrement à découvrir les vraies propriétés de cetre Plante, ſon action, la manière d'en faire uſage, les doſes auxquelles il faut la preſcrire, les cas différens

---

(*a*) *Stipitum dulcamaræ vis ſanguinem mundificandi latuit, uſque quò N. D. præſes ejus declararet præſtantiam.*

(*b*) Intitulée : *Obſtacula Medicinæ.*

dans lesquels elle peut être utile. M. *Razoux*, Médecin à Nîmes, paroît être le seul qui ait publié trois ou quatre observations relatives à ce remède ; elles diffèrent même essentiellement des miennes, quant à l'action de la Douce-amère & à la manière de la donner. M. *Bromfeil*, qui a donné un Traité sur les différentes espèces de *Solanum*, n'a presque rien dit de l'espèce dont il est ici question (*a*).

Les bons effets que la Douce-amère a produits entre mes mains, m'ont engagé à m'en occuper particulièrement ; je l'ai employée depuis quinze ans dans une infinité de circonstances ; en étudiant son action & ses effets, je crois être parvenu à

---

(*a*) J'apprends par un Ouvrage, publié après l'époque de la lecture de ce Mémoire à la Société Royale de Médecine, que *Barthelemi Schobinger* a donné une Dissertation, imprimée à Heidelberg, en 1742, sur les vertus de la *Douce-amère*, prise intérieurement ; mais je ne connois point cette Dissertation, que j'ai cherchée inutilement ; j'ignore si *Schobinger* rejette ou conseille l'usage intérieur de ce végétal, dans quels cas il le recommande, la méthode qu'il employe, les doses qu'il prescrit, & les effets qu'il en a éprouvés. J'apprends encore par le même Ouvrage, que la *Douce-amère* est très en usage à Genève contre les anciens ulcères aux jambes, & les affections rhûmatismales..... Voyez *Essais Botan. Chym. & Pharm. sur quelques Plantes indigènes*, par MM. Coste & Willemet, p. 113. 114.

pouvoir déterminer les cas où elle peut être utile, & la manière d'en faire uſage. Je m'empreſſe à publier le réſultat de mes obſervations ; ce ne ſera cependant qu'un tableau ſuccint des principaux effets de cette Plante, avec l'indication des cas où je crois qu'elle peut être utile, & la manière de s'en ſervir.

Je diviſerai ce Mémoire en deux Parties. Dans la premiere, j'indiquerai les cas où je me ſuis ſervi de ce remède; dans la ſeconde, j'établirai ſon action; je décrirai la manière de l'employer; j'en indiquerai les doſes & les préparations ; je déſignerai les précautions qu'il exige; enfin, je préſenterai un tableau ſuccint des accidens auxquels il peut donner lieu.

## PREMIERE PARTIE.

J'AI employé la Douce-amère avec ſuccès dans toutes ſortes de maladies de la peau, principalement dans les maladies dartreuſes, de quelque eſpèce qu'elles ſoient, dans le rhûmatiſme, la goutte, le lait répandu, les ulcères invétérés, qui dépendent du vice général des fluides, même les ulcères véroliques, la vérole, l'aſthme humide, la jauniſſe & les obſtructions des viſcères du bas-ventre. Ses effets n'ont pas été les mêmes dans toutes ces maladies ; je vais les ſuivre l'une après l'autre ; je donnerai en même tems quelques-unes des obſervations que j'ai eu lieu de faire relativement à chacune d'elles.

## I. LE RHUMATISME.

La Douce-amère réuſſit dans le rhûmatiſme ; elle provoque des ſueurs qui deviennent conſtantes, pourvu que le Malade ne les arrête point par ſon imprudence ; elles ſont plus ou moins conſidérables, eu égard à la doſe de la Plante & à la diſpoſition du ſujet. A meſure que les ſueurs s'établiſſent & ſe ſoutiennent, les douleurs diminuent ; quelquefois dans dix ou douze jours, la Malade eſt entièrement guéri. Ces effets ſont plus marqués & plus prompts dans les ſimples douleurs qui participent du caractère rhûmatique, mais qui ne ſont point accompagnées d'un rhûmatiſme vraiment décidé.

### Observation I.

Une Dame, âgée d'environ 25 ans, d'un tempérament très-délicat, & ſujette à des fluxions fréquentes, fut attaquée, en 1772, d'un rhûmatiſme qui ſe fit ſentir principalement ſur les muſcles du col, des épaules & du dos. Elle avoit eu ſes règles quelques jours avant ; mais leur cours avoit été moins abondant qu'à l'ordinaire. Les douleurs étoient violentes; la partie ſouffrante étoit fort rouge, & cette rougeur paroiſſoit prête à prendre le caractère éréſipelateux. Le viſage étoit rouge, les vaiſſeaux gorgés, la peau ſeche, le pouls dur & tendu, la langue aride. La Malade ſe plaignoit d'une agitation générale dans tout ſon corps; elle étoit preſſée d'une ſoif violente; elle ne pouvoit ſe tenir couchée que ſur un côté; mais elle étoit ſans fièvre. Je cherchai d'abord à calmer la violence des ſymptômes; je fis faire deux ſaignées du bras; je preſcrivis un uſage abondant de petit lait; je donnai quelques parégoriques. Le troiſième jour, les ſymptômes commencerent à diminuer, &, le cinquième, il ne reſta plus que les douleurs. Je paſſai alors à l'uſage de la Douce-amère, à la doſe de quatre gros chaque jour; j'y joignis le petit lait, à une pinte par jour. Le neuvième jour de la maladie, & le quatrième de l'uſage de ce remède, il commença à paroître ſur la peau une moetteur légère, qui ſe ſoutint pendant deux jours ſans aucune augmentation ſenſible; je donnai alors ſix gros de Douce-amère, que je continuai les jours ſuivans. Le lendemain, les ſueurs parurent, & ſe ſoutinrent modérément pendant cinq jours, après leſquels la Malade fut entièrement guérie.

Cette obſervation a préſenté quelque choſe de ſingulier & d'intéreſſant. La Malade étoit ſujette à des fluxions habituelles; mais, à la ſuite de cette maladie, les fluxions ont diſparu ; je puis dire au moins que, depuis le mois de Mars 1772, époque de ſa maladie, juſqu'au mois de Mai de l'année ſuivante, où j'ai quitté Perpignan, elle n'en a plus eu; peut-être cet effet dépend-il de l'uſage de la Douce-amère.

## OBSERVATION II.

Un homme d'environ cinquante ans, fort & robuſte, accoutumé à des exercices durs & pénibles, & ſur-tout à des longs voyages à cheval, pendant leſquels il eſt expoſé aux injures du tems, fut attaqué d'un rhûmatiſme univerſel au mois de Fevrier 1777. Il étoit comme perclus de tous ſes membres ; ſes douleurs étoient aiguës & conſtantes, & il ne pouvoit faire aucun mouvement ſans augmenter leur violence ; elles n'étoient accompagnées d'aucun ſymptôme particulier ; le pouls paroiſſoit dans l'état naturel, à l'exception d'une agitation qu'on y remarquoit dans les momens où ſes douleurs devenoient plus violentes, mais qui diminuoit avec elles. Je débutai par une ſaignée du bras, après laquelle je paſſai tout de ſuite à l'uſage de la Douce-amère, à la doſe de demie once chaque jour. Le cinquiéme jour, il n'avoit paru encore ni moetteur, ni ſueur, & le malade ſouffroit toujours, Je donnai alors cinq gros de Douce-amère ; le lendemain, j'en donnai ſix. Ce même jour, le malade ſe plaignit de beaucoup d'agitation & de picottemens ſur toute la ſurface de la peau ; celle-ci étoit toujours ſèche & aride. Le huitiéme jour, les choſes étoient dans le même état, je crus qu'il ſeroit utile de ramollir le tiſſu de la peau ; je preſcrivis un bain tiède ; j'en preſcrivis un ſecond le lendemain ; après ce dernier la peau devint humide ; j'en fis prendre un troiſiéme le même jour, après lequel les ſueurs commencerent à paroître, ſe ſoutinrent pendant ſix jours, & opérèrent, après ce tems là, une guériſon parfaite.

## OBSERVATION III.

Un jeune homme de vingt ans s'étant baigné dans la riviere dans un moment où il étoit en ſueur, fut ſaiſi tout de ſuite d'un rhûmatiſme univerſel, accompagné de fievre, de ſoif, de la dureté & de la tenſion du pouls, du météoriſme du bas-ventre, & d'une douleur de tête gravative. Je le fis ſaigner deux fois du bras ; je le mis à l'uſage du petit lait & du ſuc de bourache ; je lui fis appliquer des cataplaſmes émolliens ſur le bas-ventre. Le quatriéme jour les ſymptômes ceſſerent, à l'exception de la fievre & des douleurs. Je paſſai alors à l'uſage de la Douce-amère, à la doſe de quatre gros. Le lendemain la fievre augmenta, & les douleurs devinrent plus vives; je continuai néanmoins l'usage de ce remède ; mais le jour suivant, les premiers symptômes reparurent avec plus de violence; je crus devoir suspendre l'usage de la Douce-amère ; je me bornai aux délayans & aux tempérans. Quatre jours après, les symptômes avoient cessé, & le pouls ne présentoit plus qu'un mouvement simplement fievreux ; je revins à la Douce-amère ; mais la fievre reparut le même jour. Je me déterminai à n'employer absolument la Douce-amère, qu'après avoir calmé entièrement l'orage, & lorsqu'il ne resteroit aucun mouvement extraordinaire dans le pouls. Je pus enfin y revenir six jours après; dès le lendemain, les sueurs parurent, &, dans quatre jours, emportèrent absolument les douleurs.

J'ai eu occasion de faire plusieurs fois la même observation ; j'ai éprouvé constamment que cette plante ne réussit jamais, lorsque le rhumatisme est accompagné de la fievre & de symptômes qui indiquent un érethisme dans les solides, ou un mouvement violent dans les fluides; ce n'est qu'après avoir calmé l'un & l'autre par les remèdes généraux qu'on peut l'employer avec succès.

Ce remède ne produit des effets ni aussi parfaits ni aussi prompts, dans les douleurs rhûmatiques invétérées ; je ne l'ai vu réussir que deux fois, tandis qu'il a échoué cinq ou six fois entre mes mains :

encore n'en ai-je obtenu des bons effets, que par un uſage de trois ou quatre mois.

## II. LA GOUTTE.

J'ai employé la Douce-amère dans la goutte, en deux tems différens, pendant le paroxiſme, & dans le tems intermédiaire entre les paroxiſmes.

### OBSERVATION I.

Employée en 1775, dès le troiſiéme jour du paroxiſme, le premier jour à trois gros, le ſecond à quatre, le troiſieme à ſix, je l'ai vue ſur un ſujet bien conſtitué, provoquer, le quatriéme jour, un cours abondant d'urines, d'abord claires & limpides, & le lendemain blanchâtres, comme laiteuſes, & épaiſſes : dès le moment qu'elles devinrent blanchâtres, les douleurs commencerent à diminuer, &, dans deux jours, elles diſparurent totalement; les urines continuerent encore à être blanchâtres & abondantes pendant trois ou quatre jours après la ceſſation du paroxiſme.

J'ai vu le même effet de la Douce-amère dans le mois d'Avril 1777.

### OBSERVATION II.

Employée en Novembre 1776, à la même doſe, & avec les mêmes progreſſions, elle produiſit des effets différens; elle porta à la fois vers les

les urines & les ſueurs. Le troiſiéme jour, les urines devinrent abondantes & troubles, mais ſans être blanchâtres ; elles ſe ſoutinrent dans cet état pendant vingt-quatre heures; le lendemain le malade commença à ſuer ; mais les urines diminuèrent conſidérablement. Le matin du cinquiéme jour, les urines devinrent de nouveau abondantes & troubles, & les ſueurs ceſſerent. Enfin le ſoir du même jour, les ſueurs reparurent, & néanmoins les urines continuerent à être abondantes, mais furent claires & limpides, & les ſueurs devinrent très-fétides. Dès ce moment, les douleurs diminuerent ; le malade dormit la même nuit, ce qu'il n'avoit pas fait depuis quatre jours ; le lendemain il ne ſentit plus aucune douleur ; il continua l'uſage de la Douce-amère pendant quatre jours ; les ſueurs ceſſerent le matin du huitiéme jour ; mais les urines continuerent d'être abondantes pendant ſept jours, & elles furent troubles pendant les quatre premiers jours.

Dans tous ces cas, j'ai joint conſtamment l'uſage abondant du petit lait à celui de la Douce-amère.

Il y a eu des cas où ce remède, adminiſtré également dans le paroxiſme, ne m'a pas auſſi bien réuſſi ; deux fois, il a diminué ſeulement les douleurs, qui n'ont diſparu cependant qu'après le dixiéme & le douziéme jour. Pluſieurs fois, il n'a produit aucun effet. Mais, dans tous ces cas, il ne paroît avoir resulté aucun inconvénient de son usage, & le malade n'en a éprouvé d'autre événement fâcheux, que l'inutilité du remède.

## OBSERVATION III.

Je l'ai donnée, en Avril 1770, à un homme de cinquante ans, accoutumé à deux paroxismes tous les ans, toujours très-violens, & durant ordinairement vingt ou vingt-cinq jours; il en a continué l'usage pendant un an. Dans le mois d'Octobre suivant, c'est-à-dire, vers le sixiéme mois de l'usage du remède, son paroxisme est revenu; mais il a été moins fort & moins long. Depuis ce tems-là, il n'en a plus qu'un tous les ans; il est beaucoup moins violent, & il ne dure que dix ou douze jours. Le malade a l'attention de se remettre tous les ans à l'usage de ce remède pendant trois mois.

## OBSERVATION IV.

Je l'ai donnée, en 1775, à une Dame de cinquante-cinq ans, sujette à une goutte vague qui la tourmentoit presque continuellement, & qui menaçoit souvent de se jetter sur la poitrine. Les palpitations, la difficulté de respirer, les syncopes, l'abattement, les douleurs vagues qui se portoient d'une partie à l'autre, étoient les symptômes qu'elle éprouvoit ordinairement ; elle paſſoit rarement quinze jours ſans en avoir quelque attaque ; depuis ce tems-là, elle fait uſage de la Douce-amère deux fois tous les ans, & pendant trois mois chaque fois ; dans quatre ans, elle n'a éprouvé que ſix ou ſept fois les accidens, auxquels elle étoit expoſée au moins quinze ou vingt fois tous les ans.

## OBSERVATION V.

Je l'ai faite prendre pendant l'été & l'automne de 1777, à un homme, âgé d'environ cinquante-cinq ou ſoixante ans, ſujet à des paroxiſmes fréquens ; il paſſoit rarement deux mois ſans en avoir. Il a éprouvé deux paroxiſmes pendant l'uſage du remède ; mais depuis le mois d'Octobre de l'année derniere, il n'en a reſſenti aucun. Il vient d'en faire uſage actuellement pendant trois mois, & il ſe propoſe de le renouveller tous les ans (*a*).

Dans tous ces cas, je donne d'abord le remède à petite doſe ; je commence par deux gros, & j'arrive inſenſiblement juſqu'à ſix, ſept, huit & dix gros. Le remède paroît agir tantôt par les ſelles, tantôt par les urines, tantôt par la tranſpiration.

Il réſulte de ces obſervations que la Douce-

(*a*) Ceci eſt écrit en Septembre 1778 ; depuis cette époque, le Malade, qui fait le ſujet de cette obſervation, a eu un paroxiſme, mais très-leger.

amère eſt inſuffiſante pour détruire la cauſe de la goutte ; mais qu'elle peut modérer la violence des paroxiſmes, abréger leur durée, & éloigner leur retour.

## III. LAIT RÉPANDU.

Je ne l'ai donnée que trois fois, dans ces maladies dépendantes du repompement du lait dans la maſſe du ſang, & connues vulgairement ſous le nom de *lait épanché* ou *lait répandu*. Il m'a réuſſi deux fois ; la troiſième, il a été inutile ou inſuffiſant, & n'a produit aucun effet (*a*).

### OBSERVATION I.

Une jeune Dame, âgée de 19 ans, avoit conſervé, après ſes premiéres couches, des douleurs vagues dans tout le corps, qui étoient accompagnées quelquefois de friſſons ou de tremblemeus involontaires. Après avoir reſté ſix mois dans cet état, & avoir épuiſé les remèdes de l'art, elle éprouva une éruption crouteuſe au viſage, qui paroiſſoit tenir du caractère dartreux. Ce fut dans ce moment que je fus appellé (au mois d'Octobre 1777); je crus que ces croutes n'avoient rien de dartreux ; je les regardai comme ſimplement

---

(*a*) Ceci eſt écrit en Septembre 1778 ; depuis cette époque, j'ai donné deux fois la Douce-amère dans les mêmes cas avec le plus grand ſuccès.

laiteuſes ; je conſeillai la Douce-amère à la doſe de deux gros, que j'augmentai huit jours après à quatre gros, & que je portai enfin, après huit autres jours, à ſix gros. Dans les quinze premiers jours, les croutes ſe deſſécherent, tomberent, & laiſſerent ſur la peau des taches rouges, qui ne diſparurenr qu'un mois après ; mais les douleurs vagues ſubſiſterent toujours. L'action de la Douce-amère parut ſe diriger vers les ſelles ; le quatorziéme jour de ſon uſage, il parut une diarrhée ; les matières étoient glaireuſes & blanchâtres ; mais elle ceſſa trois jours après, & les douleurs, qui paroiſſoient un peu diminuées, reprirent leur premiere activité. Ce fut dans ce moment que je portai la doſe à ſix gros. Quatre jours après, les urines commencerent à devenir abondantes ; elles furent d'abord claires & limpides, mais elles changerent bientôt de nature ; elles furent tantôt blanchâtres, tantôt extrêmement troubles, tantôt claires, mais laiſſant au fond du vaiſſeau un ſédiment blanc & viſqueux. Trois ou quatre jours après, les douleurs commencerent à diminuer, &, dans les quinze jours ſuivans, elles ceſſerent totalement. La Malade continua encore l'uſage du remède pendant un mois & demi, &, pendant le premier mois, les urines conſerverent le même caractère.

## OBSERVATION II.

Cette obſervation eſt plus frappante ; je l'ai

faite, dans le mois de Juillet 1778, ſur une Dame de 24 ou 25 ans, qui, quinze jours après ſes couches, ſe trouva percluſe de tous ſes membres; elle éprouvoit des douleurs vagues très-aiguës, mais qui ſe faiſoient ſentir principalement ſur le dos & la poitrine; des convulſions fréquentes, le météoriſme du bas-ventre, une ſuffocation preſque continuelle, une toux ſeche & fréquente, & l'éruption de deux furoncles ſur le viſage accompagnoient cet état. Je craignis que l'humeur laiteuſe ne ſe jettât ſur la poitrine; je regardai ſon état comme très-dangereux & très-preſſant; je me déterminai à bruſquer le mal par une forte doſe du remède. Je fis prendre à la Malade, dans la journée, une once de Douce-amère en décoction, dans trois pintes d'eau, reduites à la moitié; je renouvellai le lendemain la même doſe, que je continuai pendant cinq jours. La matin du troiſiéme jour, il s'établit une ſueur légère & très-fetide, qui augmenta inſenſiblement juſqu'au ſoir; elle devint alors très-conſidérable, au point que, le quatriéme jour, le matelas ſe trouva tellement mouillé, qu'il fallut en ſubſtituer un autre. Les ſymptômes commencerent en même tems à diminuer; la ſuffocation & la toux ceſſerent. Le cinquiéme jour, les ſueurs continuerent avec la même force; les ſymptômes diſparurent, à l'exception des douleurs, qui durerent encore deux jours, mais avec beaucoup moins de violence ; la Malade ne se plaignit plus que de beaucoup de foiblesse & d'épuisement. Le sixiéme jour, je reduisis la dose à la moitié, le septiéme jour à trois gros, le huitiéme jour à deux ; je continuai cette dernière pendant quatre jours. La Malade a été très-foible, & sa convalescence a été longue.

## IV. ULCÈRES.

Le même remède m'a réussi plusieurs fois dans le traitement des ulcères, qui dépendent du vice général des fluides. Je ne parle point ici des ulcères véroliques, dont je ferai un article particulier.

### OBSERVATION I.

Une pauvre femme portoit, sur le bras, un ulcère profond & du diamêtre d'une pièce de vingt-quatre sols, qui avoit résisté pendant onze ans aux remèdes de l'art ; le sujet étoit cachechtique. L'usage de la Douce-amère, coupée avec le lait, opéra sa guérison, en 1771, dans deux mois & demi. Il est vrai que je joignis à ce remède l'immersion du bras dans l'eau thermale sulphureuse de Nossa, près de Vinça, où étoit cette femme. Je conviens que ces eaux peuvent avoir contribué à accélérer la consolidation de l'ulcère ; mais il y a lieu de croire aussi, que la Douce-amère a concouru à corriger le vice des fluides qui l'entretenoit.

## OBSERVATION II.

Un homme, âgé d'environ 45 ans, portoit, depuis quatre ou cinq ans, cinq ulcères à la jambe, pour lesquels on avoit employé inutilement toute sorte de remèdes. Il eut recours à moi en 1772; je lui donnai la Douce-amère, coupée avec le lait, d'abord à la dose d'un gros, que je poussai insensiblement jusqu'à sept. A la fin du second mois, les ulcères commencèrent à fournir une suppuration louable, ou du moins une sanie moins ichoreuse, & leurs bords devinrent d'un beau rouge; vers le milieu du troisiéme mois, il y en eut deux qui se fermerent; quinze jours après, un troisiéme se consolida; enfin, dans le cours du quatriéme mois, ils eurent tous disparu.

## OBSERVATION III.

Une Demoiselle, d'environ cinquante ans, eut deux dépôts, l'un sur la jambe, l'artre sur la cuisse, à la suite d'une éréspipele qui avoit attaqué ces parties, & que je soupçonne avoir été mal traitée. Ces dépôts s'abscéderent peu de tems après; celui de la jambe laissa deux petites ouvertures, & celui de la cuisse, trois. Les secours de l'Art furent inutiles pendant près d'un an. La Malade s'adressa à moi, en 1776; je trouvai les ulcères en très-mauvais état; leurs bords étoient extrêmement baveux ; il en découloit une matière ichoreuſe ; les jambes étoient enflées, & la Malade pouvoit à peine marcher. Je la mis à l'uſage de la Douce-amère ; j'y joignis des lotions fréquentes avec la décoction de la même Plante ; dans trois mois, la jambe fut dégorgée, les ulcères conſolidés, & la Malade rétablie en bonne ſanté.

## V. VÉROLE.

J'ai employé pluſieurs fois la Douce-amère dans la vérole confirmée ; mais j'en ai éprouvé peu de ſuccès ; elle a toujours été inſuffiſante ; j'ai obſervé ſeulement qu'elle calmoit la violence des ſymptômes. Elle m'a réuſſi quelquefois dans le traitement de quelques accidens particuliers, qui dépendoient d'un vice vérolique.

### OBSERVATION I.

Une jeune homme de 25 ans avoit conſervé une dureté, preſque ſquirreuſe, au teſticule, qui étoit venue à la ſuite d'une chaude-piſſe cordée, & qui avoit réſiſté aux frictions mercurielles. La Douce-amère la détruiſit dans la mois de Novembre dernier, après un uſage de quatre mois ; j'avois joint, à l'uſage interne de ce remède, l'application d'un cataplaſme preparé avec les feuilles de la même Plante.

## OBSERVATION II.

J'ai traité, en 1770, un Comédien, âgé d'environ 36 ans, qui, après plusieurs véroles accumulées l'une sur l'autre, se trouvoit dans un état affreux. Ses cuisses & ses jambes étoient couvertes d'une infinité de petits ulcères ; il portoit une exostose au bras, une dureté aux testicules, & deux ulcères à la levre inférieure. Il suintoit, du nombril, une matière sanieuse, extrêmement fétide. Il étoit dans le marasme, & dans un dégré d'épuisement qu'il est difficile de décrire. La fièvre lente, une toux seche, l'insomnie, & des vomissemens fréquens accompagnoient cet état. Je fus effrayé de sa situation ; je n'osai hasarder les remèdes mercuriels ; je ne le crus point en état de les supporter ; je ne pouvois même lui donner les frictions mercurielles ; je ne voyois sur ses cuisses & ses jambes aucune place à pouvoir les appliquer, tant elles étoient remplies d'ulcères. Je me bornai en conséquence à la Douce-amère, à laquelle je joignis le lait d'ânesse matin & soir. Je débutai par un gros de Douce-amère pendant huit jours, après lesquels j'augmentai d'un gros. Après les quinze premiers jours, les vomissemens cesserent. Je continuai l'usage de cette Plante pendant six mois, & j'en augmentai insensiblement la dose jusqu'à une once & demie. A la fin du second mois, la matière qui ſuintoit de l'ombilic devint claire & limpide, les ulcères des jambes commencèrent à fournir une matière moins ichoreuſe; le malade goûtoit le ſommeil. A la fin du troiſiéme mois, l'écoulement du nombril ceſſa, ſept ou huit ulcères ſe conſoliderent, & les autres continuerent à ſe conſolider pendant les quinze jours ſuivans; mais il en reſta cinq, plus conſidérables, qui réſiſterent conſtamment. La fièvre lente avoit diſparu; le Malade commença à reprendre des chairs, & fut en état de faire un peu d'exercice. Je continuai encore l'uſage du remède pendant trois mois; mais je n'en obtins point des nouveaux effets. Je m'eſtimai cependant fort heureux d'avoir mis le Malade en état de recevoir les frictions mercurielles, que je lui fis adminiſtrer tout de ſuite avec ſuccès.

## VI. ASTHME.

J'ai employé pluſieurs fois ce remède dans l'aſthme.

Je l'ai donné dans l'intervalle des paroxiſmes à petite doſe, continuée pendant longtems; j'ai obſervé qu'en général, il entretenoit une expectoration conſtante tous les matins. Je connois pluſieurs perſonnes, qui étoient ſujettes à des paroxiſmes fréquens, qui, par ce moyen, n'en ont éprouvé aucun depuis deux ans.

Je ne l'ai donné qu'une fois dans le paroxiſme,

à une dose un peu forte ; il m'a réussi parfaitement ; il a provoqué une expectoration abondante, qui a soulagé tout de suite le Malade.

Je n'en ai éprouvé cependant des bons effets que dans l'asthme humide ; il ne m'a jamais réussi dans l'asthme sec ou convulsif.

## VII. ÉCROUELLES ET CANCER.

J'ai cru que la Douce-amère pourroit être utile dans les écrouelles & le cancer ; mais je ne l'ai jamais essayée. J'ai vu seulement une dartre ulcérée, qui paroissoit disposée à devenir cancereuse, céder à son usage. J'ai guéri encore par le même moyen, & en y joignant l'application des feuilles de la même Plante, une tumeur au sein, qui, après avoir été indolente pendant plusieurs années, étoit devenue tout-à-coup douloureuse. Je donne actuellement cette Plante à une Dame qui a un ulcère cancereux au visage, & à un enfant écrouelleux ; mais le traitement n'est point assez avancé, pour que je puisse en rendre compte (*a*).

## VIII. JAUNISSE ET OBSTRUCTIONS.

Ce remède m'a réussi singulièrement dans la jaunisse & les obstructions des viscères du bas-

(*a*) Ces traitemens n'ont pas réussi.

ventre ; je pourrois citer, à cet égard, un grand nombre d'obſervations ; mais elles paroîtroient moins intéreſſantes que celles que je viens de rapporter.

## IX. DARTRES.

Les maladies dartreuſes ſont celles où la Douce-amère produit les effets les plus ſenſibles & les plus conſtans ; je la donne depuis quinze ans contre ces maladies ; cependant, les premiéres années, je n'en ai éprouvé de bons effets que pour les dartres récentes & bénignes ; mais à meſuré que j'ai appris à la donner, & à en varier les doſes & les préparations, je ſuis parvenu à en étendre l'uſage. Ce n'eſt que depuis ſept ou huit ans que j'ai commencé à obtenir, par ſon moyen, des guériſons de dartres invétérées & de la plus mauvaiſe eſpèce. Les obſervations que j'ai à cet égard ſe multiplieroient à l'infini ; je pourrois en rapporter plus de trois cent, parmi leſquelles cinquante, au moins, ſont relatives à des dartres ulcèrées, malignes, rongeantes, opiniâtres & invétérées, qui avoient réſiſté pendant pluſieurs années aux remèdes de l'Art. J'en ai encore pluſieurs, qui concernent des maladies très-graves, dépendantes de la répercuſſion des dartres & de leur métaſtaſe ſur des parties internes. Je me contenterai d'en donner ici quelques-unes, que je crois pouvoir préſenter comme très-intéreſſantes.

## Observation I.

Un homme de 45 ans, ſujet, depuis ſon enfance, à des dartres, qui paroiſſoient & diſparoiſſoient alternativement ſur différentes parties de ſon corps, & qui quelquefois s'ulceroient & laiſſoient couler une matière ichoreuſe, très-âcre, ſe mit entre mes mains, en 1769, après avoir épuiſé les ſecours de l'Art. Dès le ſecond mois de l'uſage de la Douce-amère, ſes dartres diſparurent. Incertain ſi je devois attribuer cet effet à l'action du remède, ou bien s'il n'étoit qu'accidentel, c'eſt-à-dire, ſi les dartres ne diſparoiſſoient que pour reparoître enſuite de nouveau, comme cela arrivoit ordinairement, je lui conſeillai de continuer l'uſage de la Douce-amère. Il la prit pendant ſix mois, & la pouſſa juſqu'à la doſe d'une once. Depuis ce tems-là, il a continué à en faire uſage tous les ans; la premiere année pendant trois mois, la ſeconde pendant deux, & enfin, enſuite pendant un mois ſeulement, à la doſe de trois gros chaque jour. Depuis dix ans, il n'a plus eu des dartres.

## Observation II.

J'ai vu en 1772, une Demoiſelle, âgée de vingt ans, qui, à la ſuite de la répercuſſion d'une dartre qu'elle avoit ſur le viſage, au moyen d'un topique, étoit tombée dans un état bien prochain de la phthyſie pulmonaire. Elle avoit eu d'abord une toux ſêche, qui étoit devenue enſuite humide; les matières qu'elle crachoit, d'abord ſimplement lymphatiques, étoient alors tantôt jaunâtres, tantôt verdâtres, & préſentoient quelquefois des petits filets de ſang. Cette toux étoit accompagnée d'une fièvre lente, d'une difficulté de reſpirer, de petites ſueurs & d'exacerbations nocturnes; la Malade paroiſſoit être dans le premier degré du maraſme. Les adouciſſans, les béchiques, les balſamiques, le lait d'âneſſe avoient été employés; on avoit fait un cautère; on en avoit fait enſuite un ſecond; tous ces ſecours avoient été inutiles. J'entretins les cautères; je laiſſai la malade au lait d'âneſſe; j'y joignis celui de la Douce-amère, que je donnai le premier jour à un gros, le cinquiéme à deux, le dixiéme à quatre, le ſeiziéme à ſix, le vingt-cinquiéme à huit, & le trentiéme à dix. Au commencement du ſecond mois, les crachats furent plus abondans, verdâtres pendant huit jours, enſuite blanchâtres & viſqueux. Vers le quinziéme jour du ſecond mois, il ſurvint une diarrhée légère, qui ſe ſoutint pendant quinze ou dix-huit jours; la toux avoit déja commencé à diminuer; les ſueurs & les exacerbations nocturnes diſparurent vers le même tems. La fièvre lente ceſſa au commencement du troiſiéme mois; enfin, à la fin de ce même mois, la Malade ſe trouva abſolument guérie.

J'ai eu occaſion de faire encore deux fois la même obſervation dans des cas abſolument ſemblables.

## OBSERVATION III.

Un jeune homme de vingt-deux ans avoit eu des dartres depuis ſon enfance ; c'étoit, chez lui, une maladie héréditaire ; ſa mère, un frère & deux ſœurs en avoient auſſi. Ses dartres avoient diſparu d'elles-mêmes à l'âge de douze ans ; il en parut deux à l'âge de vingt-un an, une ſur le menton, qui étoit farineuſe, une autre ſur la cuiſſe, dont elle occupoit preſque la moitié ; celle-ci ſe couvroit de tems en tems de petits boutons blancs, qui s'ouvroient, & laiſſoient ſuinter une ſéroſité ichoreuſe extrêmement âcre & abondante, au point que ſouvent toute ſa cuiſſe s'en trouvoit mouillée, & qu'il y reſſentoit des cuiſſons inſupportables. Après avoir fait beaucoup de remèdes inutiles, il s'adreſſa à moi dans le mois d'Août 1775. Je lui donnai la Douce-amère à la doſe de deux gros, que j'augmentai à quatre huit jours après. Le treiziéme jour il ſentit beaucoup d'agitation & des picottemens dans tout le corps ; ſes urines devinrent en même-tems rougeâtres & brûlantes ſans aucune augmentation dans la quantité ; ſa peau étoit aride & brûlante, ſa langue ſêche & âpre, ſon pouls dur & tendu, mais ſans fièvre. J'héſitai ſi je ſuſpendrois l'uſage de la Douce-amère,

Douce-amère, ou ſi j'en diminuerois la doſe ; je me contentai cependant, pour le moment, de preſcrire du petit lait en abondance. Le quatorziéme jour, je trouvai le Malade dans le même état ; je continuai l'uſage du petit lait ; je conſeillai de ne prendre le lendemain que deux gros de Douce-amère ; je preſcrivis un bain que le Malade ne prit point. Mais la nuit ſuivante, il ſe fit une éruption conſidérable ; tout le corps ſe trouva couvert d'une croûte dartreuſe, qui laiſſoit à peine une place à pouvoir placer le doigt ; tous les ſymptômes ceſſerent en même tems. Loin de diminuer la doſe de Douce-amère, je la portai alors à ſix gros. Dans quinze jours, ces croûtes ſe ſècherent, tomberent & ne laiſſerent ſur la peau qu'une trace qui eut diſparu dans huit jours ; les deux dartres du viſage & de la cuiſſe diſparurent en même-tems, & n'ont plus reparu. Je continuai encore l'uſage de la Douce-amère pendant quinze jours, & je l'aurois continuée plus long-tems ; mais le Malade, qui ſe trouvoit guéri, n'en voulut plus.

C'eſt le ſeul cas où j'aie vu cette Plante produire un effet auſſi prompt dans les maladies dartreuſes.

### Observation IV.

Une jeune femme de vingt-deux ans, accoucha en 1770 d'un enfant, dont le viſage & la tête ſe trouverent couverts d'une croûte qu'on regarda comme une galle aſſez commune aux enfans. La mère n'avoit jamais eu des dartres ; mais deux mois après ſes couches, elle reſſentit des demangeaiſons à la vulve, qui furent ſuivies d'une éruption dartreuſe dans cette partie. Peu de tems après, il parut une autre dartre ſur le ventre autour du nombril ; enfin il en parut d'autres ſucceſſivement ſur différentes parties du corps. On fit toutes ſortes de remèdes à la Malade ; on lui donna même les frictions mercurielles ; mais tout fut inutile ; il parut au contraire que le mercure avoit augmenté ſon mal.

Je la vis dans le mois de Novembre 1776; je trouvai une dartre vive qui occupoit les grandes & petites lèvres, & s'étendoit juſqu'à l'anus & dans le vagin ; il découloit de ce dernier une matière verdâtre, dont la quantité augmentoit, lorſque j'introduiſois le doigt & que je le preſſois fortement ſur les côtés. Une dartre pareille occupoit le tour du nombril ; mais elle n'y formoit qu'un cercle d'environ un travers de doigt de largeur, & il découloit du nombril une humeur pareille à celle du vagin. La lèvre inférieure avoit été couverte d'une dartre, qui avoit diſparu, & qui avoit laiſſé à cette partie une groſſeur contre nature qui en rendoit le mouvement preſqu'impoſſible. La Malade ſe plaignoit en même-tems d'un ſentiment de chaleur

& de cuiſſon à la gorge ; je ne pus y diſtinguer autre choſe qu'une rougeur conſidérable ; elle prétendoit qu'elle crachoit quelquefois des matières pareilles à celles qui découloient du nombril & du vagin : mais je ne les ai jamais vues; des laſſitudes ſpontanées , l'inſomnie , la perte d'appétit, des cuiſſons continuelles à la vulve , & des démangeaiſons fréquentes ſur toute l'habitude du corps accompagnoient cet état.

Je vis en même-tems l'enfant, âgé alors de ſix ans ; il avoit conſervé la même croûte qu'il avoit porté en naiſſant , & qui n'avoit ſouffert aucun changement ; il en ſuintoit de tems en tems une ſéroſité ichoreuſe extrêmement fétide. L'enfant paroiſſoit d'ailleurs bien portant.

Je ſoupçonnai d'abord un virus vérolique ; les proteſtations les plus fortes & les plus réitérées du mari & de la femme , l'honnêteté de cette dernière , l'état de bonne ſanté du mari , du père & de la mère de la femme & de la mère du mari , & l'inutilité , même les mauvais effets des remèdes mercuriels, ne pouvoient me raſſurer. Je ne cacherai point que j'étois perſuadé de l'exiſtence de ce virus , & que ce ne fut que par complaiſance que que je parus croire qu'il n'y en avoit point.

Je me déterminai à donner la Douce-amère , d'abord à la doſe d'un gros , que j'augmentai d'un gros toutes les ſemaines , juſqu'à une once ;

je pouſſai même la doſe juſqu'à une once & demie, mais je mis plus de diſtance pour faire cette derniere augmentation. Je la fis couper avec du lait de vache pendant deux mois ; je mis enſuite la Malade au lait d'âneſſe, matin & ſoir; je lui preſcrivis deux bains par ſemaine, qu'elle continua pendant quatre mois. Elle continua l'uſage de la Douce-amère pendant dix mois.

Pendant les trois premiers mois, il n'y eut aucun changement dans l'état de la Malade; elle avoit ſeulement rattrapé le ſommeil & l'appétit. Au commencement du quatriéme mois, les urines, qui, le mois précédent, avoient commencé à être plus abondantes, furent chargées d'un ſédiment tantôt blanc, tantôt rougeâtre ; les ſelles devinrent en même tems plus abondantes, claires, viſqueuſes, quelquefois jaunâtres, quelquefois verdâtres ; l'écoulement du vagin & du nombril augmenta conſidérablement, mais étoit toujours de la même nature ; à la fin de ce mois, cet écoulement, qui ſe ſoutenoit toujours dans la même quantité, commença á ne plus fournir qu'une ſéroſité claire & limpide ; dans le cours du cinquiéme mois, les ſymptômes commencerent à diminuer, les dartres devinrent moins vives, moins âcres, moins rouges; le ſentiment de chaleur & de cuiſſon de la gorge, les laſſitudes, & les demangeaiſons diſparurent entièrement; les ſelles prirent de la consistance, mais furent toujours abondantes ; la Malade commença à reprendre de l'embonpoint. Dans le cours du sixiéme mois, les dartres disparurent entièrement ; il ne resta plus que la grosseur de la lèvre inférieure, qui céda enfin le huitiéme mois. La Malade, malgré sa guérison, fut assez docile pour continuer encore l'usage du remède pendant deux mois. Elle est aujourdhui bien portante.

Le traitement de l'enfant fut plus court, & sa guérison plus prompte. Je lui donnai la Douce-amère coupée avec du lait de vache ; je commençai par un demi gros, que je poussai jusqu'à quatre. L'enfant n'en fit usage que pendant quatre mois ; les croûtes disparurent dans trois mois, après avoir jetté une quantité prodigieuse de sérosité verdâtre, qui finit par être claire & limpide. Le remède parut agir sur lui par les sueurs & les selles,

## OBSERVATION V.

Une femme, âgée de 28 ans, d'un tempérament extrêmement vif, & sujette à des maladies de nerfs devint sourde trois mois après ses premières couches. On attribua sa surdité à un lait répandu, & on lui fit des remèdes analogues à l'idée qu'on s'étoit faite de la cause de sa maladie. Je la vis pour la première fois au commencement de 1776, c'est-à-dire, trois ou quatre ans après le commencement de ſa ſurdité ; je ne fus même appellé que relativement à ſa maladie des nerfs. Trois ou quatre mois après, j'apperçus par haſard une rougeur très-peu étendue entre le pouce & le doigt index de la main gauche, & je la jugeai dartreuſe. Cette découverte me fit queſtionner la Malade ; elle me dit, qu'elle ſentoit quelquefois des démangeaiſons dans l'oreille, & que de tems en tems il en découloit une matière qui avoit une très-mauvaiſe odeur. Par l'inſpection que je fis alors de l'oreille, j'y apperçus diſtinctement une dartre, qui paroiſſoit pénétrer dans l'intérieur, mais que je ne pouvois ſuivre dans toute ſon étendue. Je conſeillai l'uſage intérieur de la Douce-amère, & des injections dans l'oreille avec la décoction de cette même Plante. A la fin du ſecond mois, la ſurdité diminua ; peu de tems après, la Malade entendoit à merveille, & paroiſſoit toucher au moment d'une guériſon radicale. Elle alla alors à la campagne, où elle eut l'imprudence de paſſer toutes les nuits, depuis dix heures juſqu'à minuit ou une heure, couchée ſur le gazon & expoſée au ſerein. Une de ces nuits, en rentrant chez elle, elle ſe trouva tout-à-coup auſſi ſourde qu'elle eut jamais été. Elle ceſſa, de ſon propre mouvement, l'uſage de la Douce-amère. Elle continua de reſter à la campagne, où elle occupoit un appartement humide, au rez-de-chauſſée, ſur un jardin. Elle y gagna une hydropiſie, à laquelle elle avoit eu des diſpoſitions quatre ans avant. Elle revint tout de ſuite à Paris. Après l'avoir guérie de cette maladie, je ne pus l'engager à reprendre le remède, qui avoir paru lui faire du bien ; elle s'y refuſa conſtamment, ſous prétexte que ſon hydropiſie ne venoit que de l'uſage de la Douce-amère, & elle a conſervé ſa ſurdité.

## OBSERVATION VI.

Une Dame, âgée d'environ 30 ans, portoit, depuis deux ans, un petit ulcère à la jambe droite, dont les bords, à la largeur d'environ quatre travers de doigt, étoient dartreux ; les environs de la dartre étoient tuméfiés & douloureux, & devenoient de tems en tems éréſipelateux. Cette Dame étoit ſujette, depuis l'âge de quinze ans, à des éréſipeles fréquentes, qui attaquoient différentes parties du corps. Je la vis dans cet état en Janvier 1777. Je la mis à l'uſage de la Douce-amère, que je pouſſai juſqu'à la doſe d'une once dans cinq mois ; mais le remède fut inſuffiſant ; je n'en éprouvai aucun effet. Je donnai alors des pilules, faites avec l'extrait de la même Plante & l'antimoine crud, & j'y joignis des lotions avec la decoction de la Douce-amère. Un mois après j'apperçus un commencement de guériſon ; les ſueurs s'établirent, mais très-légèrement, & les urines devinrent un peu abondantes; les bords de l'ulcère n'étoient plus baveux, & la ſuppuration étoit louable. Je continuai le même remède ; mais, un mois après, les choſes étoient dans le même état; j'ajoutai alors la gomme de gayac aux mêmes pilules ; j'éprouvai des effets plus ſenſibles; l'ulcère commença à ſe conſolider, &, dans tout le mois ſuivant, c'eſt-à-dire, dans le neuviéme mois, il fut conſolidé, la dartre diſparut, la jambe ceſſa d'être tuméfiée; depuis ce tems-là, il n'a rien reparu, & la Malade n'a plus eu d'éréſipele.

## Observation VII.

Une jeune Dame, d'une naiſſance diſtinguée, d'un tempérament ſenſible & délicat, portoit, depuis ſa naiſſance, un vice dartreux, devenu dans la ſuite plus actif par le mêlange d'une humeur laiteuſe ; elle avoit éprouvé des fréquentes éruptions de dartres vives. Cette éruption avoit été conſtante depuis quatre ou cinq ans ; elle s'étoit fixée aux oreilles, & s'étendoit juſques ſur le viſage. Les dartres étoient vives & rongeantes, & laiſſoient ſuinter preſque continuellement une ſanie ichoreuſe très-âcre & très-fétide. La Malade avoit fait toute ſorte de remèdes pendant pluſieurs années, mais inutilement; un cautère qu'elle portoit depuis long-tems, ne lui avoit été d'aucun ſecours. Elle s'étoit mife enfin à l'ufage d'une liqueur acide, dont je ne connois point la compofition ; elle l'a continué pendant quinze ou dix-huit mois, fans aucun effet. Elle étoit réduite à ne vivre que de légumes & d'herbages ; elle ne pouvoit manger ni poiffon, ni viande, fans éprouver tout de fuite une augmentation dans fon éruption. Ce fut dans cet état que je la vis pour la premiere fois, au mois de Décembre 1776 ; je lui confeillai la Douce-amère ; elle ne fe décida à en faire ufage, que d'après le confeil de M. *Lorry*, fon Médecin.

Elle commença en conféquence l'ufage de la Douce-amère à la fin du mois de Janvier 1777, à la dofe d'un gros, que j'augmentai infenfiblement jufqu'à dix gros, coupée avec du lait de vache. Dans le mois de Mars fuivant, les urines commencèrent à être plus abondantes, & laiffoient dans le vaiffeau un fédiment tantôt blanc, tantôt rouge, & toujours extrêmement vifqueux ; dans le même tems, les dartres difparurent ; les felles devenoient quelquefois abondantes, mais ne fe foutenoient pas longtems ; il venoit quelquefois des fueurs, qui ceffoient auffi peu de tems après. Dans le mois de Juin, la Malade fe trouva très-échauffée ; le ventre étoit ferré, & le vifage enflammé ; il paroiffoit de tems en tems, fur la partie qui avoit été le fiège des dartres, des plaques rouges, femblables à celles que laiffe l'urtication.

Je conſeillai l'uſage du petit lait & des bains ; mais la Malade s'y refuſa. Elle continua la Douce-amère & le lait, ſans y joindre aucun autre remède. L'agitation & l'échauffement augmenterent dans le mois de Juillet ; les plaques rouges parurent plus fréquemment ; enfin, vers les premiers jours du mois d'Août, il y eut une éruption très-conſidérable ſur les mêmes parties. La doſe du remède étoit alors à une once ; ce ne fut que dans ce moment que la Malade ſe décida pour le petit lait & les bains. Je me décidai à mon tour à augmenter la doſe du remède juſqu'à neuf gros, & quelques jours après, à dix. Les dartres diſparurent dans tout le mois d'Août, & la Malade continua le remède juſqu'au mois d'Octobre.

Depuis cette dernière époque, il n'a plus paru aucune dartre; on a apperçu ſeulement de tems en tems quelques rougeurs ſur les mêmes parties. La Malade, pour aſſurer ſa guériſon, a voulu reprendre la Douce-amère; elle en a recommencé l'uſage le 15 Avril 1778, & l'a continuée juſqu'à la fin de Juillet. Elle n'en a pouſſé la doſe que juſqu'à cinq gros ; elle y a joint l'uſage conſtant du petit lait, & les bains de tems en tems. L'effet du remède, quoiqu'à beaucoup plus petite doſe, eſt devenu beaucoup plus ſenſible ; il a pouſſé ſingulièrement par tous les émonctoires, par les ſueurs, les ſelles, les urines, même les crachats ;

le cautère a rendu auſſi une quantité prodigieuſe de matière. La guériſon a paru, d'après cela, plus parfaite. La Malade n'a eu aucune éruption; elle a paſſé les mois de Février & Mars, & ceux de Juillet & Août ſans aucun accident; ces mois étoient depuis longtems critiques pour elle; ils étoient marqués toujours par une éruption conſidérable. Son teint eſt devenu même plus clair & plus net, la peau de ſon viſage liſſe & unie, & elle a pris ſingulièrement de l'embonpoint. Il faut obſerver encore que, depuis l'Été de 1777, elle s'eſt remiſe à l'uſage de la viande & du poiſſon, & qu'il n'en a réſulté aucun accident (*a*).

J'ai fait ſur cette Dame une obſervation ſingulière. J'avois vu conſtamment que la Douce-amère contribuoit à faciliter & à provoquer même le cours des règles; j'ai obſervé ici le contraire. Depuis que cette Dame a commencé à en faire uſage, elle a éprouvé preſque toujours un retard plus ou moins long dans l'éruption de ſes règles, & ce retard a été même juſqu'à vingt-cinq jours. Pendant l'uſage qu'elle en a fait, en 1778, les retards ont été moins longs; mais les règles ont été très-peu

---

(*a*) En Janvier 1780, elle eſt dans le même état, & il n'a reparu aucune dartre; elle a même fermé ſon cautère depuis ſix mois ſans aucun accident, d'après le conſeil de M. *Lorry*, de M. *du Fouart* & le mien.

abondantes ; elles n'ont été presque qu'à la moitié de la quantité ordinaire. Cela vient, sans doute, de la multiplicité & de l'abondance des évacuations que la Malade a éprouvées.

## OBSERVATION VIII.

Une autre Dame, d'une naissance aussi distinguée, âgée de 25 ou 26 ans, portoit, depuis quatre ans, trois dartres; l'une occupoit les grandes lèvres ; l'autre formoit un cercle autour de l'anus; la troisiéme étoit à la partie inférieure de la mammelle gauche. Elles étoient vives toutes les trois; on n'appercevoit aucun suintement sur les deux premières; sur la dernière, il s'élevoit de tems en tems des petits boutons qui laissoient suinter une humeur, claire, mais assez âcre pour exciter des démangeaisons & des cuissons; ces boutons grossissoient insensiblement, se réunissoient, s'ouvroient, & formoient un ulcère superficiel, du diamètre d'une pièce de six sols; cet ulcère se fermoit quelque tems après; mais la dartre subsistoit. Ces alternatives se succèdoient depuis environ quatre ans. La Malade avoit encore, par le vagin, un écoulement, quelquefois jaunâtre, ordinairement verdâtre, qui excitoit des démangeaisons & des cuissons très-vives, & qu'on regardoit comme des fleurs blanches de mauvaise espèce. Depuis quatre ans, elle avoit pris des bains, du petit lait, le lait d'âneſſe, les pilules de ciguë, les pilules de Belloſte, l'antimoine, le ſublimé corroſif, & même les frictions mercurielles, mais ſans aucun ſuccès. Elle s'eſt miſe entre mes mains dans le mois de Février 1778. J'ai débuté par un gros de Douce-amère, que j'ai porté, au mois d'Avril, à ſix gros. A la fin de ce mois, l'écoulement, qu'elle éprouvoit par le vagin, étoit devenu blanchâtre & très-conſidérable, au point de mouiller trois ou quatre chauffoirs tous les jours. Dans le mois de Mai, elle a été à la campagne, & dans la crainte qu'elle manquât de Douce-amère aſſez fraîche, je lui ai ſubſtitué des pilules faites avec l'extrait de cette Plante. Elle en a pris d'abord ſept, & les a pouſſées juſqu'à dix; elle les a continuées juſqu'à préſent. Elle eſt venue à Paris à la fin du mois dernier; les dartres avoient diſparu; les fleurs blanches étoient d'un blanc très-clair, & en très-petite quantité. Elle eſt repartie, & je lui ai conſeillé de continuer l'uſage des mêmes pilules. Cette guériſon eſt trop récente, pour que je puiſſe la regarder encore comme bien ſolide; mais ſi la Malade veut continuer l'uſage du même remède pendant deux mois, & le prendre encore l'année prochaine pendant deux ou trois mois, je me flatte qu'elle ſera entièrement guérie (a).

(a) Ecrit en Septembre 1778; la guériſon de la Malade paroît conſtante; il n'a rien reparu en Janvier 1780.

## Observation IX.

Une Dame, âgée d'environ 50 ans, d'un tempérament phlegmatique, accoutumée à une vie ſédentaire, & néanmoins ſe laiſſant entraîner au torrent des plaiſirs, ſe livrant à l'uſage des liqueurs ſpiritueuſes & des mets très-épicés, & paſſant la plûpart des nuits au jeu, étoit couverte, depuis neuf ou dix ans, de dartres vives, qui occupoient toutes les parties de ſon corps; ſon viſage ſeul en étoit exempt. Elle avoit eſſayé de tous les remèdes, mais n'avoit eu la patience d'en finir aucun. Je l'ai vue dans le mois d'Avril dernier; elle avoit commencé alors l'uſage d'une tiſanne faite avec les bois ſudorifiques. Elle commença celui de la Douce-amère, le 3 Mai, à la doſe d'un gros, que j'avois pouſſé juſqu'à cinq à la fin du mois ſuivant. Dès les premiers jours, le remède parut vouloir pouſſer vers les ſelles; la Malade, qui n'alloit à la garde-robe, qu'au moyen de lavemens, pouſſoit naturellement deux ou trois ſelles par jour; mais cet effet ne dura qu'une ſemaine. Les urines devinrent enſuite abondantes, &, une ſeule fois, j'y obſervai un ſédiment rougeâtre; cet effet ſe ſoutint encore peu de tems. Vers la fin du mois de Juin, c'eſt-à-dire du ſecond mois, les dartres avoient diſparu; la Malade, ſe croyant guérie, vouloit ceſſer le remède; mais cette diſparition étoit trop prompte ; je m'en méfiai ; j'exigeai la continuation du remède, & je le portai à ſix & ſept gros. Vers la fin du mois de Juillet, ſurvinrent des agitations, des démangeaiſons, des inſomnies ; j'annonçai une éruption prochaine. Je conſeillai le petit lait, les bains, la privation des alimens chauds & des boiſſons ſpiritueuſes ; on n'en fit rien. Enfin, l'évènement juſtifia ma prédiction ; vers le milieu du mois d'Août, il y eut une éruption violente ; la Malade ſe décida alors à prendre du petit lait & des bains ; mais ſa docilité ne fut pas longue. Le huitième jour après l'éruption, il parut des ſueurs très-conſidérables, qui furent ſuivies tout de ſuite d'une diminution ſenſible de l'éruption ; mais la Malade ayant trouvé ces ſueurs incommodes, parce qu'elles ne lui permettoient point de ſuivre ſon genre ordinaire de vie, a voulu abſolument quitter le remède, dans un moment où j'oſe aſſurer qu'elle touchoit au moment d'une guériſon radicale.

Tels ſont les cas dans leſquels la Douce-amère m'a réuſſi. Je pourrois les multiplier, ſi les détails dans leſquels je ſuis entré, n'étoient déja aſſez longs ; ils préſenteroient une preuve nouvelle des ſuccès de ce remède (*a*). J'avoue cependant que je

---

( *a* ) Je viens d'en voir des effets ſinguliers ſur M. le Marquis de ***, qui étoit tombé dans une maladie de nerfs, à la

n'ai pas eu toujours également lieu d'être content de ses effets; je l'ai vu quelquefois manquer entre

---

suite de la disparition d'une dartre, arrivée depuis cinq ou six ans; la durée constante de la maladie, la variété & l'activité des symptômes qui l'accompagnoient, le défaut de nourriture par l'impossibilité de digérer aucune espèce d'aliment, la mélancholie & les craintes continuelles qui accompagnoient cet état, l'avoient jetté dans le dernier dégré du marasme. L'usage de la Douce-amère, pendant quatre mois, joint à celui du lait & du chocolat, l'ont guéri entièrement; sa maladie de nerfs a disparu, & il a pris plus d'embonpoint qu'il n'en avoit jamais eu.

Le fait suivant n'est pas moins intéressant. Une Religieuse d'un Ordre très-austère, âgée d'environ 30 ou 32 ans, & née d'un pere dartreux, avoit eu dans sa jeunesse des dartres, qui n'avoient point paru depuis bien longtems; depuis son entrée en religion, elle avoit éprouvé presque continuellement différentes incommodités; il lui en étoit resté des douleurs dans les membres, une respiration difficile & très-gênée, une insomnie fréquente, une éruption laborieuse & imparfaite des règles, ensuite leur suppression, une fièvre lente avec des redoublemens & des sueurs nocturnes, une toux sèche & fréquente, un crachement de sang qui revenoit de tems en tems. Je l'ai vue dans cet état le 8 Avril dernier; la suppression des règles duroit depuis dix-huit mois. Je l'ai mise à l'usage de la Douce-amère: dès le second mois, il s'est fait sur plusieurs parties de son corps, & principalement sur les mains, une vraie éruption dartreuse, après laquelle la fièvre lente, les redoublemens & les sueurs ont disparu, & le crachement de sang a cessé; les règles ont paru le troisiéme mois, quoiqu'en très-petite quantité; elles ont

mes

mes mains, & n'opérer abſolument aucun changement dans l'état des Malades. Il en eſt de ce remède, comme de tous ceux que la Médecine employe ; leurs effets ne ſont pas toujours les mêmes ; mais il y a lieu d'eſpérer qu'à meſure qu'on acquerra plus de lumières ſur les vraies propriétés de la Douce-amère & ſur ſon action, on pourra perfectionner la manière de l'employer, & la rendre plus ſûre & plus efficace.

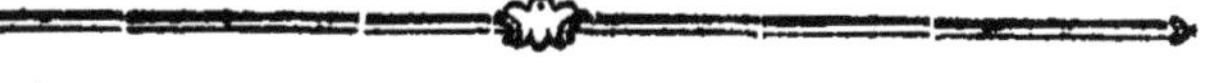

# SECONDE PARTIE.

IL eſt inutile de donner ici une deſcription de la Douce-amère ; on la trouve dans les Ouvrages de Botanique & de Matière Médicale. Il ſuffit d'indiquer les différentes dénominations, ſous leſquelles elle a été déſignée par les Botaniſtes, & qu'il eſt eſſentiel de connoître pour pouvoir diſtinguer cette Plante des autres eſpèces de

---

reparu le mois ſuivant & ont été plus abondantes ; depuis ce moment, elles ſont revenues tous les mois ; l'éruption dartreuſe a diſparu le quatriéme mois, & la Malade a été guérie. Pendant tout le traitement, elle n'a jamais ceſſé de ſuivre la régle auſtère de ſon Ordre, & de ſe livrer aux exercices rudes & pénibles de la Maiſon oú elle eſt.

*Solanum*, dont les propriétés sont absolument différentes.

Elle a été appellée :

1. *Solanum Scandens vel Dulcamara*... C. Bauh. Pin. 167. ... Tournef.
2. *Dulcamara*.... Dodon. Pempt. 402.
3. *Dulcis-Amara*.... Gef. Hor. Ger.
4. *Amarum*.... Cord. in. Diosc.
5. *Glycypicros*, *sive*, *Amara Dulcis*.... J. Bauh. 2. 109.
6. *Solanum Lignosum*, *seu Dulcamara*.... Park. Raii Hist. 672.
7. *Salicastrum*.... Plin.
8. *Circæa Monspeliensium*.... Adv. Lob. 104.
9. *Vitis Sylvestris*.... Cam. Ep. 986.
10. *Solanum caule perenni Flexuoso*, *Foliis Superioribus Hastatis*.... Linn. Fl. Suec. 189.
11. *Dulcamara*, *Amara Dulcis*, *Solanum Scandens*.... Offic.

Cette Plante a été regardée assez généralement comme un poison ; c'est, sans doute, ce qui a retardé les progrès de l'Art, relativement à la connoissance de ses propriétés. Je l'ai envisagée moi-même sous ce point de vue ; j'ai craint de l'employer, &, pendant longtems, je n'ai osé m'en servir qu'avec beaucoup de ménagement & à des très-petites doses. Mais l'expérience m'a rasſuré ; j'ai appris inſenſiblement à ne plus craindre ſes effets ; je la donne aujourd'hui à des doſes très-fortes, & même à des Sujets très-délicats ; je n'en ai jamais éprouvé aucun fâcheux accident. Ce n'eſt même qu'après m'être raſſuré ſur mes craintes, & après avoir oſé pouſſer la doſe un peu loin, que j'ai eu lieu d'en obſerver des grands effets.

*Action.* Il eſt difficile d'expliquer bien préciſément l'action de cette Plante. Il y a lieu ſeulement de croire qu'elle diviſe la maſſe du ſang, qu'elle en ſépare les molécules éthérogènes & morbifiques qui roulent mêlées confuſément avec elle, & qu'elle détermine enſuite leur excrétion par quelqu'un des émonctoires, dont la nature nous a pourvus. L'effet ordinaire de ce remède paroît appuyer cette conjecture ; il provoque preſque toujours des évacuations ; il agit par les ſelles, les urines, les ſueurs, même les crachats ; ſouvent il augmente les écoulemens contre nature, qui accompagnent la maladie. J'ai obſervé cependant une différence dans cet effet, eu égard au climat & aux ſaiſons ; dans les Provinces Méridionales & en Été, il excite principalement les ſueurs ; à Paris, au contraire, & en Hyver, il paroît pouſſer ſur-tout vers les urines & les ſelles.

M. *Razoux*, dans le compte qu'il a rendu de trois ou quatre obſervations ſur l'effet de ce remède, dans le volume de l'Hiſtoire de l'Académie

Royale des Science de 1761, & dans le Journal de Médecine du mois de Mars 1765, avance que l'usage de la Douce-amère ne provoque aucune évacuation ; il en conclut que cette Plante agit, pour ainsi dire, par extinction. Cette assertion est peu conforme au résultat de mes observations : je ne saurois révoquer en doute celles de ce Médecin, qui est connu par l'étendue de ses lumières, le succès de sa pratique, & l'utilité des travaux par lesquels il a cherché à concourir à la perfection de l'Art ; mais M. *Razoux* peut ne pas s'être apperçu de ces évacuations ; elles sont quelquefois assez légères pour ne pas frapper les yeux de l'Observateur ; elles commencent toujours d'une manière imperceptible, & leur augmentation est graduée d'une manière presque insensible. J'y ai été trompé moi-même dans les commencemens ; ce n'est qu'après avoir employé ce remède pendant plusieurs années, que j'ai été éclairé à cet égard.

Je conviens qu'il y a eu des cas où je n'ai observé aucune évacuation sensible, & où cependant les Malades ont été guéris ; mais ces cas ont été bien rares, & je me suis toujours méfié de ces guérisons. Je puis même assurer que le remède a réussi très-rarement, lorsque son usage n'a été suivi d'aucune évacuation ; je connois un dartreux qui en a fait un usage constant pendant deux ans ſans éprouver jamais aucune évacuation ; il n'a point été guéri.

L'effet aſſez fréquent de ce remède, dans les maladies dartreuſes, confirme mes aſſertions. Il pouſſe ſouvent l'humeur dartreuſe vers la peau, & provoque une nouvelle éruption, qui eſt quelquefois plus forte que celle que le Malade éprouvoit ordinairement. C'eſt comme une exploſion de la matière morbifique, qui, ſéparée de la maſſe du ſang, eſt pouſſée avec force & ſubitement vers les couloirs de la peau. J'ai obſervé même que la guériſon des dartres n'eſt jamais plus ſolide & plus conſtante, que lorſque le Malade a éprouvé une éruption conſidérable pendant le traitement.

Je crois en conſéquence pouvoir conclure que ce remède n'agit qu'en pouſſant au-dehors la matière morbifique, & par conſéquent en provoquant des évacuations, & le préſenter comme principalement atténuant, dépuratif, diaphorétique & diurétique. Je le regarde encore comme un puiſſant auxiliaire des remèdes anti-vénériens.

La nature du ſol qui produit cette Plante, apporte quelques différences dans ſes effets. Celle des Provinces Méridionales, & ſur-tout des montagnes de ces Provinces, eſt beaucoup plus active, & produit des effets beaucoup plus prompts, que celle des environs de Paris. Les traitemens que j'ai faits à Perpignan, ont été beaucoup plus courts qu'à Paris. J'ai fait même venir de la Douce-amère du Mont-Louis, que j'ai employée ici en même tems que celle de ce pays-ci; par la comparaiſon des effets de l'une & de l'autre, j'ai eu lieu de me convaincre que le traitement avec la première eſt plus court d'environ un tiers. J'ai obſervé encore que la Douce-amère, qui eſt cultivée dans les jardins, eſt beaucoup moins active, & qu'à peine on peut en eſpérer quelques effets.

*Préparation et doses.* Je n'employe que la tige de cette Plante, dépouillée des racines, des fleurs, des fruits & des feuilles. Je la fais couper à petits morceaux de la longueur d'un ou de deux pouces, que je fais écraſer avec le marteau ou fendre en deux; je la fais bouillir dans l'eau, lentement & à petit feu, juſqu'à réduction de la liqueur à moitié. Je fais couper cette décoction avec parties égales de lait, ou bien, j'y joins l'uſage du petit lait; quelquefois je la donne ſans aucun mêlange.

Dans les commencemens, je n'oſois donner d'abord qu'un demi-gros de Douce-amère, que j'augmentois enſuite de demi-gros en demi gros, & je craignois de paſſer la doſe de cinq gros; auſſi, je n'obtenois que très-peu de guériſons, & le traitement devenoit fort long. Convaincu inſenſiblement, par les effets, qu'il n'y avoit point d'inconvénient à donner une doſe plus forte, j'ai commencé enſuite par un gros ; j'ai augmenté de gros en gros, & j'ai pouſſé la doſe juſqu'à dix gros. Je n'ai éprouvé aucun inconvénient de cette augmentation de doſe. Je ſuis devenu enfin plus hardi ; je commence aujourd'hui ſans crainte par deux & même trois gros, que je pouſſe inſenſiblement juſqu'à quinze & vingt. Il y a des cas preſſans où je débute par cinq gros ; on voit même, par une de mes obſervations, que j'ai commencé, une fois, par une once. Je n'en ai jamais vu réſulter aucun accident.

Je commence donc aujourd'hui par deux gros ; dans les Sujets robuſtes, j'augmente, tous les huit ou dix jours, de deux gros, juſqu'à ce que je ſois parvenu à ſix ou à huit ; après cette doſe, les autres augmentations ſont plus longues, & proportionnées aux circonſtances. Dans les Sujets délicats, je n'augmente que de gros en gros. Je ne parle ici que des maladies dartreuſes. A l'égard des autres, les doſes doivent être relatives aux circonſtances ; il eſt aiſé de voir, par mes obſervations précédentes, la gradation que j'ai obſervée à cet égard.

Juſqu'à ce que la doſe arrive à ſix gros, on fait bouillir la Plante dans deux verres d'eau, qu'on laiſſe réduire à un, & qu'on prend le matin à jeûn. Lorſqu'on eſt parvenu à ſix gros, on fait bouillir la Plante dans quatre verres d'eau, qu'on laiſſe réduire à deux, on en prend un le matin à jeûn, & l'autre dans l'après-midi, trois ou quatre heures après le dîner, ou bien le ſoir en ſe couchant. Il y a des Sujets, chez leſquels il faut partager la doſe en trois fois, dès qu'elle arrive à ſix gros.

Dans les cas de lait répandu, de paroxiſmes d'aſthme, de goutte & de rhûmatiſme, je la donne ſous la forme d'une tiſanne, dont le Malade fait uſage dans la journée ; mais, à quelque doſe qu'on employe la liqueur, je la laiſſe toujours réduire de moitié.

Il y a des eſtomacs qui ne peuvent ſupporter cette boiſſon; je leur donne des pilules faites avec l'extrait de la même Plante ; chacune de ces pilules eſt de quatre grains, & équivaut à un gros de tige. Je trouve un avantage à me ſervir de l'extrait ; j'évite les inconvéniens d'une décoction mal faite, ſouvent trop précipitée, & ceux de la Plante deſſèchée, qui a moins de vertu (*a*) ; mais les effets de la décoction ſont plus prompts & plus certains.

---

(*a*) M. *Coſte*, dans ſes *Eſſais Bot. Chym. & Pharm.*, déja cités, dit que *Linné* a propoſé, il y a trois ou quatre ans, l'extrait de Douce-amère, tandis que juſques là il n'avoit été queſtion que de la décoction. Je ne connois point l'Ouvrage dans lequel *Linné* conſeille cet extrait ; M. *Coſte* ne l'indique point ; mais je puis aſſurer qu'il y a au moins dix ans que je l'employe, & que je ne connois perſonne qui l'ait jamais recommandé.

Les dartres ſont quelquefois opiniâtres ; je joins alors ou je ſubſtitue à l'uſage de la décoction de Douce-amère, des pilules préparées avec le même extrait, auquel j'ajoute tantôt l'antimoine crud, tantôt la gomme de gayac, tantôt l'un & l'autre à la fois. Cette addition rend l'effet de la Douce-amère plus prompt & plus efficace ; je l'ai éprouvé très-ſouvent.

*Précautions*. Ce remède exige peu de précautions. Son uſage n'empêche point les Malades de vaquer à leurs occupations ordinaires. On doit éviter ſeulement l'humidité, lorſqu'il pouſſe vers les ſueurs ; j'ai éprouvé pluſieurs fois que l'humidité les arrêtoit ; il eſt vrai que dans l'Hyver, tems auquel l'humidité peut être la plus dangereuſe, ce remède agit plutôt par les ſelles & les urines, que par la tranſpiration. Il n'exige aucun régime particulier, celui ſeulement qui eſt analogue à la nature du mal. Les fruits fondans, les herbages, & en général les délayans contribuent ſingulièrement à favoriſer ſes effets en détrempant la maſſe du ſang, & la rendant ainſi plus ſuſceptible d'être diviſée. Les purgatifs ne ſont point néceſſaires ; je ne les employe que dans les cas où ils ſont indiqués par des circonſtances particulières, indépendantes du remède.

*Accidens*. Je paſſe aux accidens, auxquels l'uſage de ce remède peut donner lieu. Ils ſe réduisent à un petit nombre, & ne présentent rien de dangereux.

1. Chez les personnes, dont le genre nerveux est extrêmement sensible & délicat, il occasionne quelquefois des légers mouvemens convulsifs aux mains, sur-tout dans les tems froids, ou lorsque le Malade s'est exposé à l'humidité. Cet accident est très-rare; quoique effrayant dès le premier abord, il n'a rien de dangereux, ni de constant; le remède est prompt & facile; les approches du feu le calment à l'instant; il suffit de présenter la main au feu, dans cinq ou six minutes, les convulsions cessent. Je ne saurois me faire un mérite de la découverte d'un secours aussi simple & aussi efficace; je ne la dois qu'au hasard; mais je me fais un devoir de la publier.

2. Ce remède paroît, chez les femmes, porter directement vers les parties naturelles; il y excite souvent beaucoup de chaleur, quelquefois des démangeaisons; il provoque même l'appétit vénérien; je l'ai vu produire ce dernier effet avec violence chez quelques femmes. Cet accident n'arrive pas toujours, quoiqu'il soit assez fréquent. Les bains, le petit lait, les lotions avec l'eau de saturne ou avec des décoctions émollientes, sont les remèdes que j'ai employés jusqu'ici avec succès.

3. Il donne quelquefois des agitations, des insomnies, des picotemens, des démangeaisons. J'em-

ploye alors le petit lait, les bains, le lait d'amandes, l'orgeat. J'évite cependant d'en faire un usage excessif; je crois devoir tenir un juste milieu entre le trop d'échauffement & le trop de rafraîchissement. Le remède ne peut agir qu'en excitant, dans le sang, un mouvement plus fort que dans l'état naturel; il faut éviter que ce mouvement ne soit trop violent : la dépuration des fluides deviendroit trop difficile; mais il faut éviter aussi de le rallentir un peu trop : la dépuration ne se feroit jamais, ou seroit imparfaite. Aussi, j'ai soin de diminuer la quantité des remèdes, dont je viens de parler, à mesure que je vois une diminution des symptômes; je suis prêt à y revenir, si le cas l'exige de nouveau.

4. Quelquefois ces mêmes symptômes sont les avant-coureurs d'une nouvelle éruption; je le connois principalement, lorsque la démangeaison & les picotemens se font sentir constamment sur la partie qui étoit le siége des dartres, sur-tout si ces symptômes sont accompagnés de quelques plaques d'un rouge foncé sur ces mêmes parties, ou de petites taches de la même couleur, semblables à la morsure d'une puce, ou bien enfin d'une rougeur constante de ces mêmes parties. On peut annoncer encore l'éruption avec plus de certitude, si, dans le même tems, les évacuations que le remède

avoit provoquées, viennent à cesser. Je regarde cette éruption comme très-heureuse pour les Malades ; j'évite en conséquence tout ce qui, en calmant trop l'effervescence du sang, pourroit la diminuer ou l'empêcher totalement. Je me borne alors à une petite dose de petit lait & à une boisson aqueuse très-abondante; je les donne comme propres à fournir à la manière morbifique, un véhicule qui puisse faciliter son cours vers le peau. J'y joins des bains légèrement tièdes, dans la vue d'assouplir le tissu de la peau, & de la rendre plus propre à recevoir l'humeur dartreuse.

5. Ce remède porte quelquefois à la tête, & occasionne des pésanteurs de cette partie, des éblouissemens, des étourdissemens. Ces deux derniers accidens sont très-rares. Les bains des pieds, les lavemens préparés avec des décoctions émollientes, le petit lait & la liqueur minérale anodine d'Hoffmann, sont les secours que j'ai employés avec succès.

6. Je donne quelquefois la Douce-amère, toute seule; l'effet en devient plus prompt; mais beaucoup de personnes ne peuvent la supporter; elles éprouvent une irritation du genre nerveux, qu'on connoît à un sentiment de sècheresse, & quelquefois de douleur, de cuisson, ou de chaleur, qui se fait sentir à la gorge. Dès que ce symptôme

paroît, il eſt prudent de s'abſtenir de l'uſage de la décoction de Douce-amère toute ſeule, & de lui joindre celui du lait ou du petit lait.

Il eſt aiſé actuellement d'établir les conſéquences, qui dérivent des détails dans leſquels je viens d'entrer; elles ſont relatives aux propriétés & aux effets de la Douce-amère.

I. Cette Plante fournit un remède efficace à pluſieurs maladies, qui réſiſtent ſouveut aux ſecours de l'Art.

1. Elle eſt utile dans l'aſthme humide & le rhûmatiſme; elle eſt employée avec ſuccès dans le lait répandu ou épanché; elle détruit les obſtructions invétérées; elle rappelle le cours des règles; elle abrége la durée des paroxiſmes de goutte & éloigne leur retour.

2. Elle opére une dépuration lente & douce de la maſſe du ſang; elle devient ainſi très-efficace dans tous les cas où le ſang eſt infecté par le mêlange d'une humeur éthérogène, quelle qu'elle ſoit, pourvu qu'elle ne ſoit ni ſcorbutique, ni écrouelleuſe, ni cancereuſe; c'eſt par-là qu'elle produit les plus grands effets dans les cas de vice dartreux, d'ulcères rebelles qui ſont fomentés par un vice général de fluides, de fluxions opiniâtres, d'éruptions éréſipélateuſes, & dans les maladies qui dépendent, ſoit d'une galle ou d'une gourme

répercutée ou dont l'éruption a été imparfaite, soit du mêlange d'une humeur laiteuse avec la masse du sang, soit d'un reste d'humeur de rougeole ou de petite vérole (*a*); ces humeurs, en

---

(*a*) Je finis dans ce moment (*Janvier 1780*) le traitement d'une jeune Dame, qui, à la suite de la rougeole qu'elle eut dans son enfance, fût sujette à une fluxion aux yeux, presque habituelle; inoculée ensuite, elle n'eut qu'une éruption très-légère de petite vérole, & la suppuration fut imparfaite; elle éprouva dès ce moment des nouvelles incommodités, qu'il seroit trop long de décrire ici. Ces deux humeurs de rougeole & de petite vérole sont devenues dans la suite plus actives par le mêlange d'une humeur laiteuse; elles se sont déposées principalement dans la poitrine, sans avoir jamais produit aucune éruption. J'ai vu cette Dame en Septembre 1779; je l'ai trouvée dans le marasme, avec une fièvre lente, une toux fréquente, tantôt sèche, tantôt accompagnée d'une expectoration suspecte, & souvent de crachats sanguinolens, une difficulté de respirer, des douleurs presque continuelles à la poitrine & au dos; ses règles n'avoient point paru depuis quinze ou dix-huit mois. Je l'ai mise à l'usage de la Douce-amère, qu'elle a poussée jusqu'à dix gros; j'y ai joint le lait d'amandes, dont elle a fait constamment son souper en y trempant un peu de pain, & quelques bains. Ses règles sont revenues dans le mois de Novembre, & n'ont plus manqué; sa fièvre lente a disparu; l'expectoration n'a plus été suspecte dès le commencement du troisiéme mois, quoiqu'elle se soit soutenue; les crachats ont cessé aussi d'être sanguinolens, & n'ont présenté qu'une matière fort

dégénérant, ne différent du vice dartreux que par quelques nuances, & finissent très-souvent par en prendre le caractère.

3. Enfin, elle est un puissant auxiliaire des remèdes anti-vénériens; peut-être guériroit-elle la vérole, si on la donnoit à haute dose & si on lui associoit les sudorifiques.

II. L'usage de cette Plante n'est ni gênant, ni désagréable; il n'a rien de dangereux; il ne produit aucun accident grave; on peut par conséquent en multiplier les doses sans crainte; je l'ai donnée, sans inconvénient, jusqu'à deux onces par jour.

D'après les détails précédens, il est à desirer que les Médecins s'attachent encore plus particulièrement à connoître la manière d'agir & les effets de la Douce-amère; ils pourront parvenir ainsi à perfectionner la méthode de l'administrer, dont je viens de tracer le tableau, & qui est encore susceptible de nouvelles perfections (*a*); ils pour-

---

épaisse & mucqueuse; la toux a cessé entièrement; les douleurs de la poitrine & du dos ont disparu; enfin, elle a repris singulièrement de l'embonpoint, son teint s'est rétabli, son visage s'est coloré, & elle touche à la fin de son traitement.

(*a*) Je l'éprouve tous les jours; par exemple, j'ai observé, depuis peu de tems, que le mélange du lait avec la

ront peut-être encore l'étendre au traitement [illegible] plusieurs autres maladies, ordinairement rebelles & opiniâtres.

---

Douce-amère, ſans altérer eſſentiellement l'action de ce remède, rend cependant ſon effet beaucoup plus lent; l'uſage des délayans, comme le petit lait, l'accélère au contraire.

FIN.

www.ingramcontent.com/pod-product-compliance
Ingram Content Group UK Ltd.
Pitfield, Milton Keynes, MK11 3LW, UK
UKHW020417180726
13839UKWH00003B/1333